BEI GRIN MACHT SICH IHR WISSEN BEZAHLT

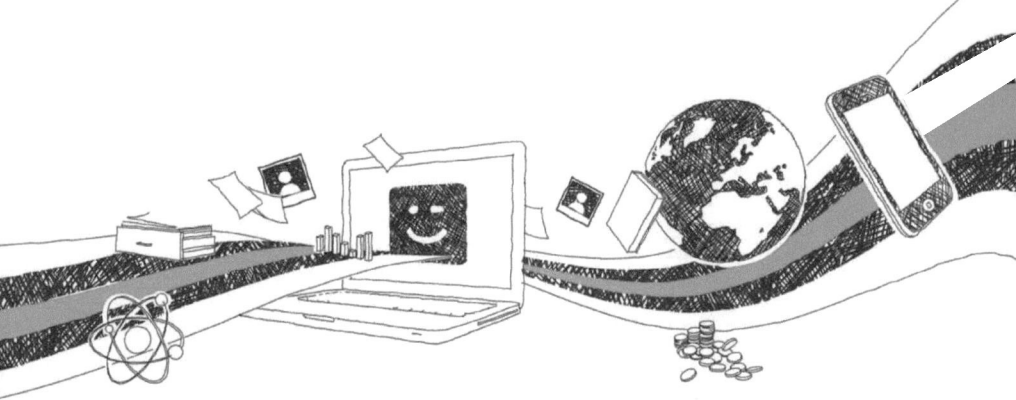

- Wir veröffentlichen Ihre Hausarbeit,
  Bachelor- und Masterarbeit

- Ihr eigenes eBook und Buch -
  weltweit in allen wichtigen Shops

- Verdienen Sie an jedem Verkauf

Jetzt bei www.GRIN.com hochladen
und kostenlos publizieren

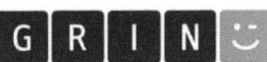

Sylke Kunze

Selbstgesteuertes Lernen in der Projektarbeit bei der praktischen Physiotherapieausbildung

GRIN Verlag

Bibliografische Information der Deutschen Nationalbibliothek:

Die Deutsche Bibliothek verzeichnet diese Publikation in der Deutschen National-
bibliografie; detaillierte bibliografische Daten sind im Internet über http://dnb.d-
nb.de/ abrufbar.

Impressum:

Copyright © 2014 GRIN Verlag GmbH
Druck und Bindung: Books on Demand GmbH, Norderstedt Germany
ISBN: 978-3-656-85209-4

Dieses Buch bei GRIN:

http://www.grin.com/de/e-book/284937/selbstgesteuertes-lernen-in-der-projektar-
beit-bei-der-praktischen-physiotherapieausbildung

GRIN - Your knowledge has value

Der GRIN Verlag publiziert seit 1998 wissenschaftliche Arbeiten von Studenten, Hochschullehrern und anderen Akademikern als eBook und gedrucktes Buch. Die Verlagswebsite www.grin.com ist die ideale Plattform zur Veröffentlichung von Hausarbeiten, Abschlussarbeiten, wissenschaftlichen Aufsätzen, Dissertationen und Fachbüchern.

Besuchen Sie uns im Internet:

http://www.grin.com/

http://www.facebook.com/grincom

http://www.twitter.com/grin_com

Facharbeit

Einsatz von Projektarbeit bei der praktischen Physiotherapieausbildung unter Einbeziehung der Methodik des Selbstgesteuerten Lernens

Erstellt von: Sylke Kunze

Kurs: Praxisanleiter für Gesundheitsfachberufe

Vorgelegt am: 13.10.2014

Inhaltsverzeichnis

Aus Gründen der Vereinfachung und besseren Lesbarkeit wird die männliche oder die weibliche Form verwendet. Darin ist das jeweils andere Geschlecht stets mit einbezogen.

Einleitung und Begründung des Themas

Die Ausbildung zum Physiotherapeuten ist immer noch sehr begehrt. Nach wie vor bewerben sich viele Jugendliche an den Berufsfachschulen für Physiotherapie, um diesen medizinischen Beruf zu erlernen.

Wer mit seinem Ehrgeiz und Streben überzeugen konnte und einen der begehrten Ausbildungsplätze belegen kann, wird bis zur Ausübung seines Berufswunsches weiterhin viel Ansporn für das Lernen benötigen. Denn drei Jahre können sehr lang sein.

Jeder Auszubildende sollte in dieser Zeit von dem Bestreben getragen werden, bis zum erfolgreichen Abschluss durchzuhalten, um dann den erwünschten Beruf des Physiotherapeuten ausüben zu dürfen. Jedoch ist zu beobachten, dass viele Absolventen den Beruf des Physiotherapeuten nur kurzzeitig ausüben oder Auszubildende ihre Ausbildung bereits vorzeitig abbrechen bzw. ganz ausscheiden.

Während der Ausbildungszeit sind zwei- bis sechswöchige Einsätze in verschiedenen therapeutischen Einrichtungen vorgesehen, um die in der Fachschule vermittelten theoretischen Kenntnisse praktisch umzusetzen. Allerdings ist für den Schüler ein Zusammenhang von Praxis und Theorie nicht immer erkennbar. Deshalb ist eine Kooperation von Schule und Praxiseinrichtung von besonders hoher Bedeutung.

Die Entscheidung, mich in der vorliegenden Arbeit mit dem Thema „selbstgesteuertes Lernen" auseinanderzusetzen, liegt in der aktuellen Bedeutung der pädagogischen Auseinandersetzung über die Motivation beim Lernen begründet. Zumal wiederholt wahrzunehmen ist, dass unter anderem das Interesse der Auszubildenden am Lernen abnimmt, was wiederum ein ernst zu nehmendes Problem in der Praxis darstellt. Meine bisherigen Erfahrungen, als Physiotherapieschülerin, Physiotherapeutin und Mutter eines Auszubildenden, waren in Bezug auf eine gute Theorie-Praxis-Vernetzung eher mangelhaft.

Meiner Meinung nach wurden und werden die Lernenden während des Theorie- Praxis-Transfers häufig alleine gelassen. Nach wie vor erhalten sie von der Schule keine konkreten Praxisaufträge für die einzelnen Einsätze.

Mein persönliches Ziel ist es daher, die Schülerinnen und Schüler in diesem Transfer intensiv zu unterstützen. Aus den genannten Gründen erachte ich als zukünftige Praxisanleiterin das Selbstgesteuerte Lernen als besonders relevant für meine spätere Arbeit mit Auszubildenden.

1.Begründung der Themenwahl

„Man kann einen Menschen nichts lehren, man kann ihm nur helfen, es in sich selbst zu entdecken." Galileo Galilei

Aus pädagogischer Sicht existiert eine hohe Anzahl diverser Lehr- und Lerntheorien. Ihr Hauptaugenmerk liegt häufig auf unterschiedlichen Schwerpunkten. Einige Lehr- und Lerntheorien zielen hauptsächlich darauf ab, dem Lernenden eine Fülle von Informationen anzubieten. Moderne Unterrichtsmethoden des Lehrens zielen hingegen verstärkt auf die aktive Lernförderung von Auszubildenden ab. Dabei wird versucht, den Frontalunterricht durch selbständige Arbeitsformen zu ersetzen. Neueste Auffassungen verstehen den Lernprozess als einen aktiven Aufbau der Selbstorganisation zur Wissensaneignung der Schüler. Die vorliegende Hausarbeit über das Thema „Selbstgesteuertes Lernen" wird sich zunächst der Klärung von Begriffen wie Lernmotivation und Lernen widmen, um nachfolgend auf eine Methode zur Förderung des selbstgesteuerten Lernens, den Projektunterricht, besonderes einzugehen.

2.Begriffserklärung

2.1 Lernen

Folgende Definitionen helfen zunächst zu klären, was „Lernen" im Kontext meiner Arbeit, bedeutet. Denn obwohl dieser Terminus im alltäglichen Sprachgebrauch wie selbstverständlich Verwendung findet, verfügt er über einen spezifischen Bedeutungscharakter:

„Lernen ist ein Vorgang, in dem ein Mensch durch eine Erfahrung in einer konkreten Situation eine innere Bereitschaft (Potenzial, Disposition) aufbaut und in einer erneuten oder ähnlichen Situation eine anhaltende Änderung im Verhalten zeigt" (Matthias Elzer, 2007, S.89).

(Birte Mensdorf 2010, 40) beschreibt Lernen als:

„Lernen führt zum Erwerb neuer Fähigkeiten, Fertigkeiten oder Einstellungen. Aus dem Lernen muss eine situationsgemäße Handlungsfähigkeit erwachsen".

Demzufolge steht beim Lernen die Erfahrung neuer Handlungsmöglichkeiten bzw. die Anpassung bereits vorhandener Kompetenzen im Vordergrund. Diese Adaptionsmöglichkeiten basieren auf neuen Erfahrungen, die den Lernenden zu bestimmten Handlungsoptionen befähigen. Im Bezug auf ein physiotherapeutisches Praktikum lässt sich dieser Vorgang übertragen. Durch Anleitung und Hospitation werden die Auszubildenden in konkreten Situationen dazu befähigt, bestimmte Therapiemaßnahmen durchzuführen. Voraussetzung dafür ist die innere Bereitschaft zum Lernen. Daher soll an dieser Stelle auf die Lernmotivation eingegangen werden, wie Mensdorf bereits betont.

2.2 Lernmotivationen

Folgt man Birte Mensdorf weiter, so werden zum Begriff der Lernmotivation folgende Aussagen getroffen:

„Lernmotivation ist ein Ergebnis der Leistungsmotivation und eng verknüpft mit dem Grad der Erreichbarkeit sowie dem Anreiz und dem Neuigkeitsgehalt einer Aufgabe" (Mensdorf (2010, 44).

Stellt eine Herausforderung ein nicht zu überwindbares Hindernis dar, sinkt auch die Motivation. Ähnlich verhält es sich in Bezug auf den Neuigkeitswert. Ist dieser zu gering sinkt unter Umständen auch die Motivation. Beide Phänomene sind bei der Anleitung von Auszubildenden zu beobachten.

2.3 Selbstgesteuertes Lernen

Selbstgesteuertes Lernen ist eine Lernform, bei der der Lernende abhängig von der Art der Lernmotivation selbstbestimmt Steuerungsmaßnahmen (meta-)kognitiver, volitionaler oder verhaltensmäßiger Art ergreift und den Fortgang des Lernprozesses selbst (metakognitiv) überwacht, reguliert und bewertet (Konrad/ Traub 1999, **S. 13**).

Beim selbstgesteuerten Lernen ist der Schüler zugleich Lehrender. Er beeinflusst selbst aktiv die einzelnen Phasen seiner Lerntätigkeit. Wenn die Lernenden noch ungeübt beim selbstgesteuerten Lernen sind, ist es zunächst noch notwendig, die Lernschritte durch Instruktion aufzubauen (vgl. Klemme 2012).

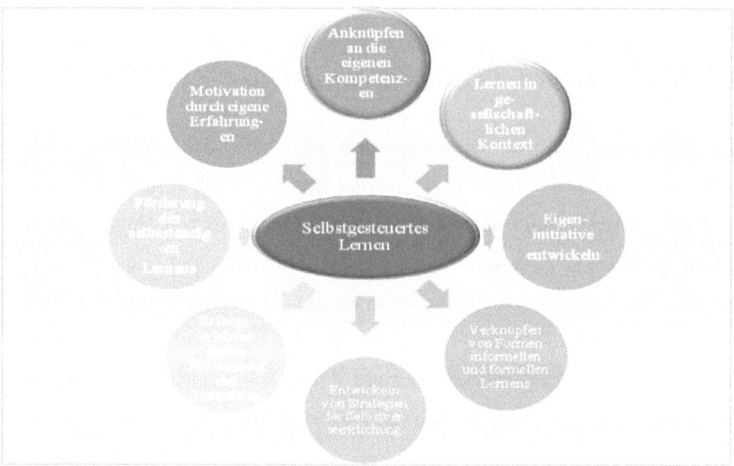

Abbildung 1: Vorteile des selbstgesteuerten Lernens, eigene Darstellung

Es liegt bereits eine Vielzahl von Methoden zur Förderung des selbstgesteuerten Lernens vor. Um den Umfang meiner Facharbeit nicht zu übersteigen, möchte ich exemplarisch nur drei von ihnen nennen und die Projektmethode im nächsten Kapitel näher beschreiben

- Lernschleife
- Freiarbeit
- Projektmethode

.

3. Projektmethode

Der Begriff des Projekts wird von dem lateinischen Wort „proicere" abgeleitet werden, das vorwerfen, entwerfen, hinauswerfen bedeutet. Methode steht für „Art und Weise eines Vorgehens". Karl Frey beschreibt die Projektmethode sehr treffend. Er teilt den Ablauf eines Projekts in fünf Abschnitte ein: Initiative, Auseinandersetzung, Entwicklung, Durchführung, Abschluss, Fixpunkte und Metainteraktion. Für ihn sind die wichtigsten Kennzeichen eines Projekts, dass eine Gruppe von Lernenden ein Thema bearbeitet. Bedeutend ist dabei, dass die Gruppe das Gebiet selbständig mit ausgewählt hat. Zum Anderen plant die Gruppe ihre Aufgaben und Arbeiten selbständig und führt sie auch aus. Die Lerngebiete des Projektes entstammen dem Erfahrungsbereich der Schüler. Der Anlass sollte eine aktuelle Begebenheit außerhalb der jeweiligen Bildungssituation sein. Am Schluss steht oft ein sichtbares Produkt. Außerdem erstreckt sich das Projekt in der Regel über einen festgelegten Zeitraum, der wiederrum häufig in kleinere Etappen eingeteilt ist. Diese Etappen stellen Ziele dar, welche in einer bestimmten Zeit erreicht werden müssen. Häufig werden diese in der Projektarbeit als Meilensteine bezeichnet. Weitere Kennzeichen sind die Verständigung über geplante Betätigungen, die Entwicklung des genauen Betätigungsfeldes, sowie dass nach einer Phase der verstärkten Aktivität das Projekt zu einem sinnvollen Abschluss geführt wird (vgl. Karl Frey, 2012).

Bei der Projektarbeit bearbeiten die Auszubildenden selbständig ein berufsbezogenes Praxisprojekt von der Planung über die Durchführung bis hin zur Präsentation des Resultates. Kührt hat dazu mehrere Kriterien formuliert, welche für den Projektunterricht von Bedeutung sind. Zum einen sollte der Ausgangspunkt jeder Projektarbeit vorrangig ein „spannendes Problem sein, welches die Projektgruppe beschäftigt" (Kührt 2011). Zum anderen besteht das Ziel des Projektes darin, eine neue Erkenntnis zu formulieren bzw. zu erlangen. Des Weiteren ist es wichtig, das die Problemlösung ausschließlich durch die Projektgruppe erfolgt, was nach Kührt auch die Lenkung, Koordination und Organisation der erforderlichen Recherchearbeiten einschließt. Er weist darauf hin, dass „Praxisanleiter und andere Personen (…) nur flankierend tätig sein [dürfen]" (Kührt 2011) und meint damit unter anderem Hilfeleistungen, Unterstützungsarbeiten und Beratung.

Als abschließendes Kriterium wird ein festgesetzter Endzeitpunkt für das Projekt benannt. Weiterfolgend werden von Kührt mehrere Stufen der Projektarbeit formuliert, von denen nach Meinung der Autorin der vorliegenden Arbeit drei Etappen für den Praktikumseinsatz im Krankenhaus umsetzbar sind.

Für den Praktikumseinsatz im Krankenhaus sind meiner Meinung nach drei Varianten bzw. Stufen von Projektarbeit praktikabel:

1.   Kleine Projekte: Projektauftrag mit überschaubarer Zielsetzung über einen kurzen Zeitraum

Angewandt auf die Arbeit mit auszubildenden Physiotherapeuten würde diese z. B. ein Zeitraum von einem Tag sein und zwei bis drei Schüler einschließen, welche ein Krankheitsbild recherchieren und präsentieren. Eine Projektleitung ist in diesem Fall nicht notwendig.

2.   Mittlere Projekte (wöchentliche Vorhaben mit gesamter Schülergruppe, die eine Projektorganisation und –Steuerung erfordern)

Übertragen auf die physiotherapeutische Arbeit kämen hier beispielsweise das von der Autorin durchgeführte Projekt zum demografischen Wandel im Krankenhaus aber auch Behandlungsmethoden wie Schlingentisch oder Bewegungsbad in Frage.

3.   Große Projekte mit Schulunterstützung (Projektauftrag für den gesamten Praktikumszeitraum)

Insbesondere die Durchführung großer Projekte zwingt automatisch zu Arbeitsformen, die sich im Rahmen des Projektmanagements entwickelt haben:

* Organisationsplan
* Arbeitsplan
* Zeitplan

3.1. Das Projekt

Das Projekt zum Thema „Demografischer Wandel - Auswirkungen auf die Tätigkeit als Physiotherapeut/Physiotherapeutin im Krankenhaus" soll als Form des „selbstgesteuerten Lernens" durchgeführt werden. Das Thema wurde gewählt, da die jugendlichen Auszubildenden zumeist Berührungsängste in Bezug auf die Behandlung von älteren Patienten auf den Stationen haben, bei denen sich die medizinischen Probleme in der Regel häufen.

Ich möchte den Auszubildenden mit der selbständigen Erarbeitung dieses Themas die Möglichkeit geben, zu verstehen, dass ein Patient, der z.b. aufgrund der Diagnose „Schenkelhalsfraktur" behandelt wird, ganzheitlich zu sehen ist.

Dabei verfolge ich parallel das Ziel, dass sich die einzelnen Schüler (aus verschiedenen Schulen und Ausbildungsjahren) durch das gemeinsame Projekt besser kennen lernen und ihr Wissen austauschen.

Nach der Schilderung der Projektdurchführung findet eine Evaluation bzw. Reflexion der Lernziele, des Projektverlaufs und der eigenen Rolle innerhalb des Projektes statt.

3.2 Projektvorbereitungen

Das diskutierte Projekt ist als mittleres Projekt einzuordnen, da es über einen Zeitraum von nahezu einer Woche und mit der gesamten Schülergruppe durchgeführt wird. Daher ist eine externe Projektorganisation und –steuerung erforderlich.

Die Projektteilnehmer befinden sich alle in der Ausbildung zum Physiotherapeuten, wobei sich die Gruppe aus sieben weiblichen und einem männlichen Auszubildenden zusammensetzt. Der überwiegende Teil der Praktikanten hat die Ausbildung direkt nach der erfolgreichen Absolvierung der Realschule bzw. des (Fach-) Abiturs begonnen. In den meisten Fällen haben die Schüler durch Praktika während ihrer Schulzeit oder im Rahmen eines freiwilligen sozialen Jahres bereits einen Einblick in die pflegerische Praxis erhalten. In Bezug auf die Themenauswahl verfügen die Lernenden über theoretische Vorkenntnisse aus verschiedenen Fachschulen. Mehrere Schüler haben bereits in vorangegangenen Einsätzen Patienten behandelt. Die gesamte Gruppe ist offen für die Bearbeitung des Themas, es werden keine Abneigungen geäußert bzw. sind keine Widerstände erkennbar. Die Lernatmosphäre in der Gruppe gestaltet sich sehr angenehm. Zudem ist eine gute Mitarbeit seitens der Auszubildenden zu verzeichnen, welche meist viele Fragen stellen.

Die Methodik des Projektunterrichtes ist den Schülern bisher unbekannt, jedoch sind sie mit Gruppenunterricht sowie Einzel- und Gruppenarbeit vertraut. Es besteht ein angenehmes Praxisanleiter- Schüler-Verhältnis, Anzeichen von Spannungen oder Abneigungen sind nicht erkennbar.

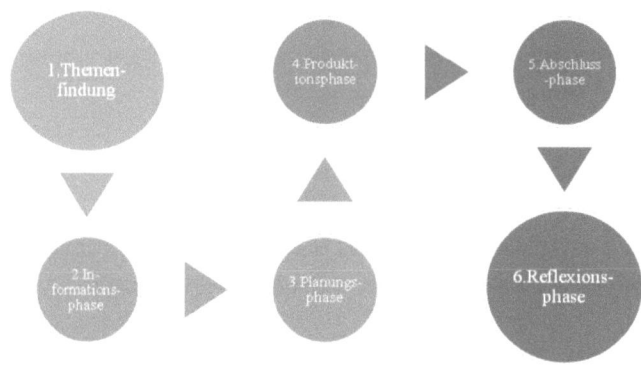

Abbildung 2: Projektphasen, eigene Darstellung

3.3 Projektdurchführung

Das Projekt wurde angelehnt an die Methodik des Projektunterrichts in sechs Phasen durchgeführt: Themenfindungsphase, Informationsphase, Planungsphase, Produktionsphase, Abschlussphase und Reflexionsphase. Im Folgenden werden diese Etappen in Bezug auf das konkrete Projekt näher betrachtet.

1. Themenfindung

Das Projekt begann am 01.09.2014 mit der Vorstellung des Themas „Demografischer Wandel- Auswirkungen auf die Tätigkeit als Physiotherapeut/Physiotherapeutin im Krankenhaus" und der Besprechung der einzelnen Phasen seitens der zukünftigen Praxisanleiterin Frau Kunze. Dabei wurde die Abschluss- bzw. Reflexionsphase auf den 05.09.14 in der Zeit zwischen 13 Uhr und 14 Uhr festgelegt.

Das Ziel des Projektes war es, Berührungsängste mit älteren Menschen zu verringern. Diesbezüglich sollten zum einen die Ressourcen von pflegeabhängigen oder chronisch kranken Patienten erkannt werden. Zum anderen bestand die Aufgabe darin, mittels gezielter Beobachtung von Nebenerkrankungen und den daraus resultierenden Behandlungsmöglichkeiten, neue befundgerechte therapeutische Ziele zu finden.

2. Informationsphase

In dieser Etappe informierten sich die Auszubildenden darüber, welche Krankheitsbilder bei älteren Menschen vermehrt auftreten. Im Zuge der Informationsphase wurden die häufigsten Beschwerdekomplexe und ihr Zusammenhang mit der altersspezifischen Entwicklung herausgefunden. Schnell erkannten die Auszubildenden die Fülle der verschiedenen medizinischen Problembereiche und entschieden sich, ihr Hauptaugenmerk auf zehn Nebenerkrankungen im Alter zu richten.

3. Planungsphase

Die Schüler planten im Rahmen der stationären Möglichkeiten und in Absprache mit dem jeweiligen Mentor eine physiotherapeutische Behandlung. Während der krankengymnastischen Behandlung wollten sie ihre Aufmerksamkeit vermehrt auf folgende zehn Altersbeschwerden richten:

- Ängste
- Beweglichkeitsstörung
- Hörstörungen
- Schwäche
- Dekubitus
- Stürze
- Schmerzen
- Atmungsprobleme
- Einschränkungen des Bewegungsapparates
- Beeinträchtigungen des Herz-Kreislauf-Systems

4.Produktionsphase

In dieser Phase konnte ich beobachten, dass sich die Schüler in jeder freien Minute zusammenfanden und ihre gesammelten Informationen austauschten. Im Stationsbetrieb stellten sie gezielte Fragen und waren sehr interessiert an den Anamnesen der Patienten. Konflikte wurden gemeinsam gelöst und auftretende Missverständnisse beseitigt. In der gesamten Woche bemühte ich mich, mit den Schülern Einzelfeedbackgespräche zu führen, um anfallende Probleme zu klären

5.Abschluss- und Reflexionsphase

In dieser Phase wurden von den Schülern alle Maßnahmen getroffen, um das Projekt zum Abschluss zu bringen. Sie trugen Ihre Erfahrungen zusammen und legten sie schriftlich nieder. Die Auswertung des Projektverlaufs fand am 05.09.14 im Rahmen der Schülerweiterbildung statt. Dabei äußerten die Schüler offen die Vor- und Nachteile der Projektarbeit, die nachfolgend wiedergegeben werden.

Vorteile der Projektwoche waren für die Schüler:

- gemeinsame Diskussionen und Erfahrungsaustausch
- Abwechslung im Arbeitsalltag
- effektive Zeitnutzung im Praktikum
- Zusammenhänge und Lösungen konnten gemeinsam herausgefunden werden
- kein Druck beim Lernen
- bereits Erlerntes konnte integriert werden
- Kommunikation mit dem Patienten
-

Nachteile der Projektwoche waren für die Schüler:

- das Thema war zu allgemein
- konkrete Aufgabenstellung fehlte
- Kommunikationsdefizite mit dem Stationspersonal

3.4 Fazit zum Projekt

Mit der Vorgabe des Themas wollte ich erreichen, dass die Schüler ihre Berührungsängste bei der Behandlung des älteren Menschen ablegen. Geäußerte Probleme wie „Der Patient versteht mich sowieso nicht", oder „Die Patientin ist viel zu schwach für die Krankengymnastik" sollten für die Auszubildenden selbst lösbar werden. Es war das erste Projekt und ich war mir nicht sicher, wie selbständig die Schüler die Aufgabe bewältigen können. In diesem Zusammenhang schrieb Beate Klemme: „Neben der Fachkompetenz werden hauptsächlich auch die Sozialkompetenz, die Team-, Kommunikations- und Kooperationsfähigkeit gefördert (Beate Klemme 2012). Übertragen auf das durchgeführte Projekt wurde erkennbar, dass die Auszubildenden in den einzelnen Projektphasen alle von Klemme genannten Fähigkeiten einsetzten bzw. verbesserten. So steigerten sie nicht nur ihre fachliche Kompetenz, in dem sie sich intensiv mit den verschiedenen Krankheitsbildern auseinandersetzen, um eine möglichst optimale Therapie der Patienten zu leisten, sondern auch ihre Sozialkompetenz. Denn aufgrund des dem Projektunterricht zugrunde liegenden Teamansatzes war es notwendig, mit den beteiligten Schülern zu kommunizieren und zu kooperieren. Alle Lernenden beteiligten sich aktiv am Projekt und an der abschließenden konstruktiven Diskussionsrunde.

Diese Form der Anleitung hat allen Beteiligten viel Spaß gemacht und der Lernerfolg war sehr groß. Entscheidend dabei war, dass die Auszubildenden mithilfe des Projektansatzes ihren Lernprozess weitgehend selbstständig steuerten. Dabei füllten sie nicht nur die Rolle der Lernenden, sondern auch des Lehrenden aus, wie es bereits Klemme formulierte (siehe dazu Kapitel 2.3). Sie vermittelten sich gegenseitig ihre erlangten neuen Kenntnisse, um das Projekt voran zu treiben. Angelehnt an Konrad/Traub war zu beobachten, dass die Projektbeteiligten ihre Fortschritte selbstständig bewerteten und regulierten. Ein bedeutender Faktor für das gemeinsame Erreichen des Ziels war die Eigen- aber auch die gegenseitige Fremdmotivation, welche für selbstgesteuertes Lernen eine entscheidende Rolle spielt.

Die Schüler fühlten sich gut informiert und ohne Druck angeleitet. Im nachfolgenden Reflexionsgespräch konnten wichtige fachliche Fragen geklärt werden, die im Frontalunterricht nicht entstanden wären.

Das beharrliche und nachhaltige Arbeiten an der Aufgabe und das positive Feedback der Schüler inspirierten mich weitere Projektideen zu entwickeln. Dazu erhielt ich von den

Auszubildenden viele konstruktive Vorschläge. Interessante Projekte sind u.a. Elektrotherapie, Schlingentisch und Umgang mit Prothesen.

Die Kritikpunkte der Schüler wurden von mir analysiert und überdacht. Ziel zukünftiger Projekte ist es, die Themen klar, präzise und verständlich zu beschreiben und nicht zu allgemein zu halten. Eine weitere Möglichkeit ist, die Verteilung der Aufgaben so zu gestalten, dass sich alle Schüler einbezogen fühlen. Dafür bietet die Projektmethode nach Frey zahlreiche Ansätze. So bestimmen die Teilnehmer der Projektmethode Lernziel, Lernzeit und Lernmethode selbst. Den Auszubildenden wird dadurch mehr Freiraum zum Finden von Tätigkeiten, die sie interessieren, gegeben (Karl Frey 2012).

Zur besseren Kommunikation mit dem Pflegepersonal werde ich perspektivisch die Stationsleitung in die Projekte einbeziehen. Außerdem möchte ich in den stationären Teamsitzungen über den aktuellen Verlauf der Projekte berichten.

4.Zusammenfassung

Mit neuen Lernmethoden soll es in der medizinischen Berufsausbildung zukünftig besser gelingen, Theorie und Praxis miteinander zu verknüpfen.

„Ein wichtiger Vorteil des Projektlernens ist die Theorie-Praxis-Verzahnung, die Integration von Lern- und Arbeitsort durch Arbeit an ganzheitlichen realen Arbeitsaufgabenstellungen sowie die Einbeziehung individueller Erfahrungen, Ziele, und Anliegen der Lernenden" (Jennifer Andres in Beate Klemme 2012).

Die Projektmethode ist eine sehr produktive Methode der Anleitung, jedoch nach meiner Erfahrung nicht immer in den normalen Arbeitsalltag zu integrieren.

Mein Schwerpunkt als zukünftige Praxisanleiterin ist es nun, zu überdenken, welche Kriterien notwendig sind, um die Lernenden zum Lernen zu motivieren, zumal es häufig vorkommt, dass die Lernmotivation nach geraumer Zeit nachlässt.

Daher ist es aus meiner Sicht unbedingt erforderlich, dass „Selbstgesteuertes Lernen" auch in den praktischen Einsätzen der Schüler gefördert wird. Es ist für mich vorstellbar, dass der Einsatz von „Projektarbeiten" in vielen Bereichen der Pflegeausbildung realisierbar wird. Besonders die Aktivierung von individuellen Selbstlernfähigkeiten ist ein großer Vorteil gegenüber anderen Modellen.

Allerdings ist die Begleitung der Schüler bei der Praxisanleitung sehr umfangreich und nimmt einen großen Zeitraum in Anspruch, der den Mitarbeitenden meist nicht zur Verfügung steht. Dazu müssten Anleitungstermine innerhalb der geplanten Dienstzeit gefunden werden.

Eine hohe Anzahl von Fachwörtern wird im Zusammenhang mit dem Thema „Selbstgesteuertes Lernen" benutzt. Dies führt bei einigen Beteiligten zu Irritationen, wenn in den Gesprächen im Zusammenhang mit den Veränderungen in der Wissensvermittlung damit agiert wird. Jetzt sind umso mehr praxisnahe Maßnahmen gefragt, um Brüche zu überwinden und aus Schnittstellen – gerade zwischen dem praktischen und theoretischen Bereich – Nahtstellen werden zu lassen. Die Notwendigkeit einer Auseinandersetzung mit den Rahmenbedingungen in der Ausbildung zum Physiotherapeuten und den sich daraus ergebenden Fragen ist nahe liegend.

5.Abbildungsverzeichnis

6.Quellenverzeichnis

Literaturverzeichnis

Birte Mensdorf (2010):Schüleranleitung in der Pflegepraxis 4. Auflage.Kohlhammerverlag.S.40-44

Konrad, K. & Traub, S. (2005): Selbstgesteuertes Lernen in Theorie und Praxis. 5.Auflage, Verlag Schneider Hohengehren.

Beate Klemme (2012) Lehren und Lernen in der Physiotherapie, 1.Auflage, Georg-Thieme-Verlag, Stuttgart, S.88-100.

Karl Frey (2012) Die Projektmethode „Der Weg zum bildenden Tun" ,12 Auflage, Verlag Beltz, S.13- S.56.

Internetverzeichnis

Kührt, Peter: „Projektarbeit" – Kriterien für den Projektunterricht. Metz & Metz Gbr. Freiburg. http://www.lehrerfreund.de/schule/1s/projektarbeit-projektunterricht/2229. Gelesen am 20.09.

7.Anhang

7.1.Projektthema

7.2.Medizinische Problembereiche im Alter

7.3.Ausarbeitung der Schüler

7.4 Projektarbeit

Projekttitthema: Demografischer Wandel - Auswirkungen auf die Tätigkeit als Physiotherapeut/ Physiotherapeutin im Krankenhaus

Name:

Schule:

Ausbildungsjahr:

2. u. 3. Ausbildungsjahr

Fachrichtung des Praktikums:

Chirurgie, Innere, Gyn.

Einrichtung:

Diakonissenkrankenhaus Leipzig

Name der Praxisanleiter/in:

Begründung der Themenwahl (Quelle Wikipedia)

- In Deutschland ist die Alterungsstruktur dadurch gekennzeichnet, dass seit 1972 die Sterberate (Mortalität) höher ist als die Geburtenrate. Dadurch verliert die Bundesrepublik Deutschland insgesamt an Bevölkerung.
- Durch die höhere Lebenserwartung der Bevölkerung und gleichzeitig rückläufiger Geburtenrate steigt der Anteil älterer Menschen gegenüber dem Anteil Jüngerer.
- Gesundheitswesen und Altenpflege müssen sich an ansteigende Zahlen pflegebedürftiger Menschen und sinkende Zahlen für deren Pflege einstellen.

7.1.Projektthema

Bemerkungen

Medizinische Problembereiche im Alter

Alte Menschen sind häufiger krank als junge Menschen. Das ist kein Geheimnis. Die Veränderungen des Organismus, die mit fortschreitendem Alter deutlich werden, bewirken auch eine Häufung bestimmter medizinischer Probleme. Die häufigsten Beschwerdekomplexe und ihre Zusammenhang mit der altersspezifischen Entwicklung werden hier erläutert.

Ängste
Ängste sind ein natürlicher Schutzmechanismus. Im Alter treten viele berechtigte Ängste auf. Krankhafte Erscheinungsformen sollten unbedingt fachgerecht behandelt werden.

Ernährung
Mangelndes Durstgefühl und einige andere Veränderungen im Alter führen häufig zu einer zu geringen Flüssigkeitsaufnahme. Wassermangel kann schwere gesundheitliche Probleme mit sich bringen.

Diabetes
Jede Schädigung, die durch länger andauernden Druck auf ein Gewebe entsteht, nennt sich Dekubitus. Sie können über Hautrötungen und Blasen bis hin zu tiefen offenen Geschwüren und sogar Knochenschädigungen.

Beweglichkeit / Stürze / Knochenbrüche u. a. v. m.
Ein alter Mensch bewegt sich anders als ein junger Mensch. Störungen und Einschränkungen der Beweglichkeit können verschiedenste Gründe haben. Oft bestehen mehrere gleichzeitig.

Kontinenzprobleme / häufige Harnwegsinfekte u. a. v. m.
In einer Liste werden die häufigsten Erkrankungsgründe bei Männern und Frauen gegenübergestellt.

Harnwegsinfekte
Eine der häufigsten Infektionen im Alter sind Harnwegsinfektionen. Sie verlaufen im Alter oft untypisch und schleichend und können leicht übersehen werden.

Herzkreislauf / Herz-Kreislauf-System
Durch den Umbau des Herzmuskelgewebes, der Arterienwände und des Nervensystems sinkt die Leistungsfähigkeit allmählich ab. Der Blutdruck steigt. Die Gefahr von Herz-, Kreislauf- Erkrankungen steigt.

Herz-Kreislauf-System
Vor den Zähnen bis zum Enddarm verändern sich viele Funktionen im Verdauungssystem. Ernährung und Trinkverhalten sollten sich anpassen.

Herzkreislauf
Hörstörungen sind eine der häufigsten chronischen Beschwerden bei alten Menschen. Sie können zu Isolation und Vereinsamung führen und die Gefahr von Stürzen erhöhen. Hörstörungen sind keine Bagatelle.

Muttermund
Normale Alterungsprozesse führen nicht automatisch zur Entwicklung einer Harninkontinenz. Dennoch ist sie eines der 4 zentralen geriatrischen Probleme.

Multimorbidität / Übertragbare Krankheiten u. a. v. m.
Alte Menschen leiden häufig an mehreren Erkrankungen gleichzeitig. Diese Multimorbidität hat auch Auswirkungen auf die medizinische Behandlung und Pflege.

Schlafstörungen
Alte Menschen brauchen weniger Schlaf. Ihr Schlaf ist auch anfälliger gegenüber Störungen. Schlafstörungen sind keine häufigsten gesundheitlichen Probleme ab dem 60. Lebensjahr.

Bewegungsapparat
Die Lunge verliert mit zunehmendem Alter an Elastizität. Im täglichen Leben gibt es meistens keine Einschränkungen. Im Krankheitsfall aber ist das Risiko für Komplikationen erhöht.

Schwindel
Nicht jeder alte Mensch entwickelt eine allgemeine körperliche Schwäche. Sie kommt dennoch häufig vor und wird nicht selten als medizinisches Problem unterschätzt.

Schwindel
Schwindel ist nach Kopfschmerzen, die die häufigste Krankheitsbeschwerde. Dabei verliert der Mensch die Orientierung im Raum. Alte Menschen sind häufig betroffen.

Herz-Kreislauf-System
Durch Veränderungen an Knochen, Muskeln und Gelenken nimmt die Beweglichkeit des Körpers und die Kraft der Muskeln allmählich ab.

Schmerzen
Alte Menschen leiden häufiger unter Schmerzen. Die müssen aber nicht ausgehalten, sondern fachgerecht behandelt werden. Schmerzen müssen nicht den ...

Sterben und Tod
Sterbende haben häufig keine Angst vor dem Tod, sondern vor dem Prozess des Sterbens. Die medizinische Versorgung und die Pflege muss sich an den Bedürfnissen der Sterbenden orientieren.

Physikalische Therapie
Die normalen Therapiemaßnahmen der Physiotherapie sind ein Eckpfeiler bei der Behandlung älterer Menschen. Dabei müssen aber einige Besonderheiten beachtet werden.

Sturz
Stürze kommen in hohem Lebensalter sehr häufig vor. Sie sind oft ein Grund für Immobilität. Oft kann eine Sturzgefahr durch einfache und vorausschauende Maßnahmen gesenkt werden.

7.2.Medizinische Problembereiche im Alter

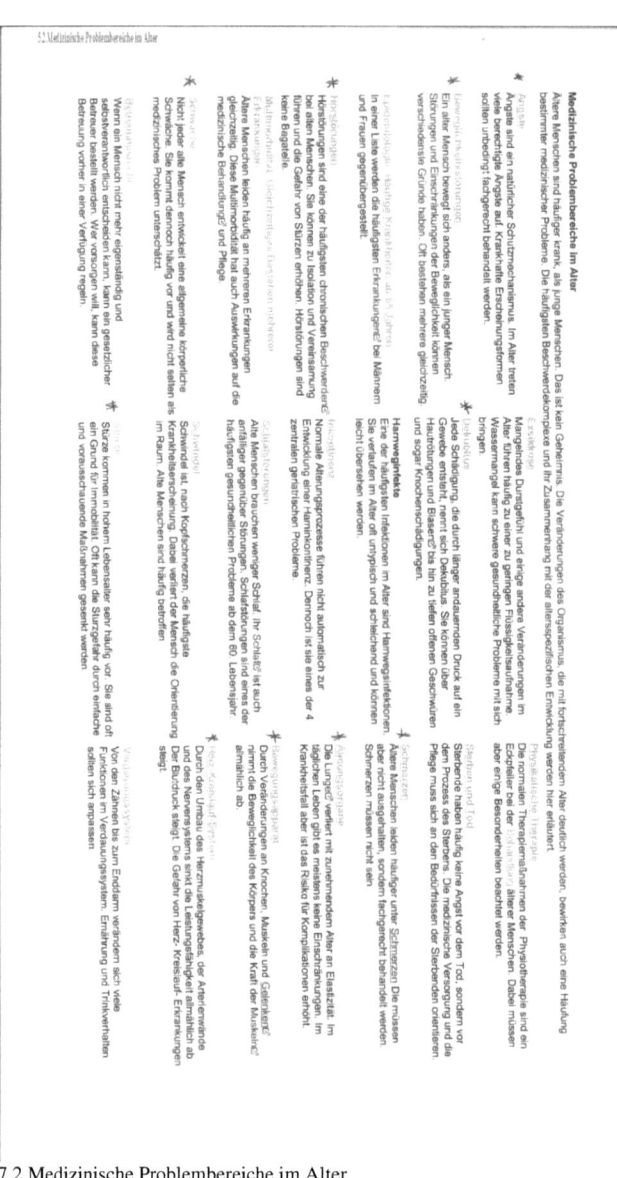

vor Abhängigkeit/
Zukunftsangst — Immobilisation

Angst

Schurz / Schmerz — alleine zu sein/
hilflos

Tod

PT konsequent:
o ruhige, motivierende Worte
o Fortschritte visualisieren
o einfühlsames zuhören
• Aufklärung

Ausprägung: häufig, nimmt im Verlauf ab, Vertrauensbasis

Schonhaltung/ — abwälchen → langjährige
Einschränkung Belastung

Schmerz

— Phantomschmerz

„was weh tut
hilft" Angst wichtig: medikamentöse
Einstellung

PT konsequent:
o Zeindung (Mass, Hydro, Ele.)
o siehe Angst

Ausprägung: • sehr häufig, abhängig von Diagnose u. Zempfinden
des Pat.
• Ableitung der Therapie
• Krankheitsgewinn

7.3. Ausarbeitung der Schüler zum Projekt

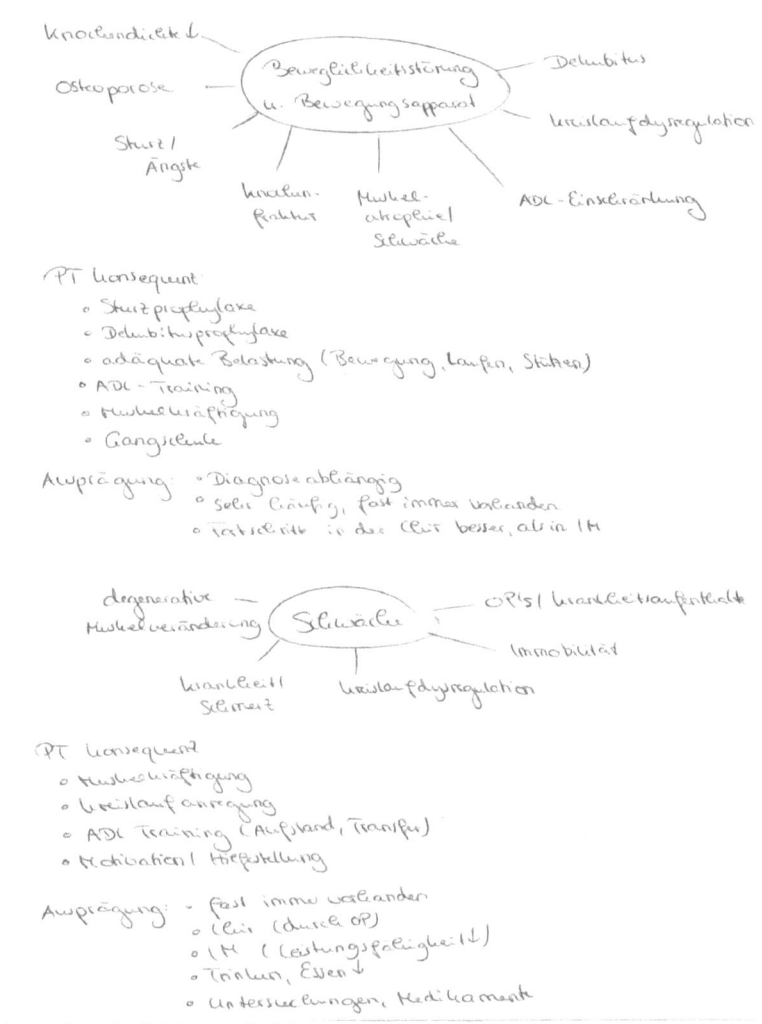

7.3.Ausarbeitung der Schüler zum Projekt

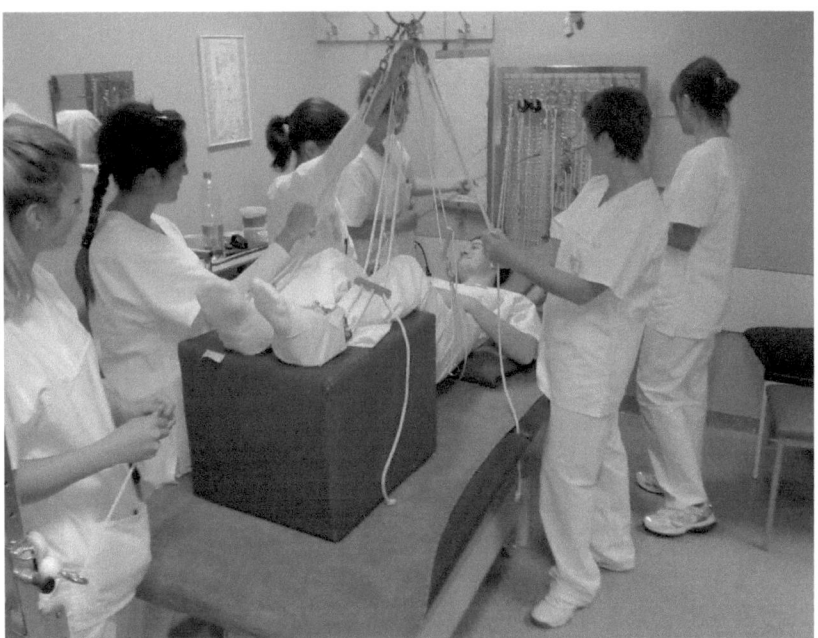

7.4 Projektarbeit (eigenes Foto)